DES INDICATIONS SPECIALES

DES

EAUX DE SAINT-GERVAIS

PAR

LE Dr BILLOUT

Membre de la Société d'Hydrologie médicale de Paris,
Médecin inspecteur des Eaux de Saint-Gervais.

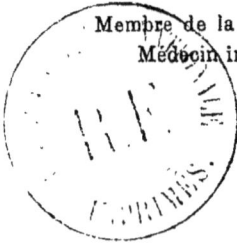

Extrait des Annales
de la Société d'Hydrologie médicale de Paris, t. XX.

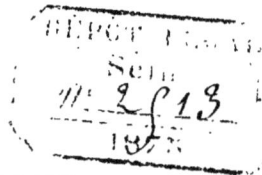

PARIS

LIBRAIRIE GERMER BAILLIÈRE

rue de l'École-de-Médecine, 17

—

1875

DES EAUX DE SAINT-GERVAIS

Quand on étudie, avec soin, tout ce qui a été écrit sur les différentes eaux minérales, on est tout d'abord frappé des similitudes qui existent entre ces sources nombreuses, au point de vue de leur nature, de leur composition, de leur action thérapeutique, et on comprend combien les malades, combien les médecins eux-mêmes doivent être embarrassés lorsqu'il s'agit de faire un choix entre telles ou telles eaux, qui leur promettent toutes la guérison des mêmes maladies. Sans doute, depuis quelques années, des études consciencieuses ont été publiées sur la plupart de nos stations thermales, et les Annales de la Société d'hydrologie médicale de Paris renferment des travaux sérieux destinés à éclairer nos confrères sur les vérités de la pratique hydrominérale, nous devons reconnaître cependant que, malgré les efforts que nous faisons tous pour lutter contre les dangers de la réclame, malgré notre désir de spécialiser, d'une manière nette, l'action thérapeutique des eaux minérales auprès desquelles nous exerçons, il reste encore une certaine incertitude que nous devons chercher à dissiper, dans l'intérêt des malades et même aussi dans l'intérêt des établissements thermaux qui ne peuvent que compromettre leur valeur réelle, en appelant à eux des malades qu'ils ne doivent pas guérir.

Lorsqu'un malade doit se rendre aux eaux minérales, et qu'il ne se laisse pas guider par son ami, son voisin ou la réclame de son journal, il se décide à consulter un médecin qui, sans aucun doute, lui donnera des indications sérieuses, éclairées par une étude attentive et consciencieuse, mais qui pourtant sera quelquefois indécis entre deux ou plusieurs stations, qui toutes lui promettent, sinon la guérison, au moins l'amélioration certaine de l'état du malade. Souvent alors son choix, entre ces eaux similaires, sera dicté par quelque considération accessoire : le plus ou moins d'éloignement de la station, sa situation géographique, son installation balnéaire, le nom du médecin qui y exerce. Sans doute ces conditions ont une importance considérable, mais nous pensons que si nos confrères étaient plus complètement édifiés sur les indications spéciales de nos eaux, il leur serait facile de déterminer leur choix d'une manière plus précise ; c'est dans ce but que nous avons cru utile de publier cette étude sur les indications spéciales du traitement par les eaux de Saint-Gervais.

Les eaux de Saint-Gervais sont, comme on le sait, des eaux thermales que leur température, 38 à 40° C. permet d'employer en bains, sans qu'elles subissent l'altération du chauffage, du refroidissement ou de l'évaporation ; elles sont aussi très-utilement employées en boisson, soit comme eau sulfurée (*source du Torrent*), soit comme eau saline sulfatée et chlorurée sodique (*source Gontard* et *source de Mey*). Parmi les quatre sources principales, trois contiennent, par litre, de 4 à 23 milligrammes de sulfure de calcium ; toutes renferment de 1,50 à 2 grammes de chlorure de sodium, et environ 2 grammes de sulfate de soude.

Maladies cutanées.

Les eaux de Saint-Gervais sont surtout indiquées dans le traitement des maladies de la peau, nous avons dit ailleurs et nous avons insisté sur ce fait, que les eaux de Saint-Gervais s'adressent surtout aux maladies de la peau qui revêtent une forme inflammatoire qui serait exaspérée par l'usage des eaux sulfurées fortes. Déjà ce premier point différencie les eaux de Saint-Gervais d'un groupe d'eaux sulfurées qui réclament le traitement des maladies cutanées. Dans ses leçons sur les maladies de la peau, M. le professeur Hardy, en parlant du traitement de l'eczéma, a donné en quelques mots les caractères de la spécialisation de nos eaux :

Pour les malades qui ne présentent aucun signe de scrofules, dit M. Hardy, *nous avons, d'après notre expérience personnelle, une prédilection marquée pour les eaux de Saint-Gervais qui, par leur légère sulfuration, par leurs propriétés laxatives et diurétiques*, nous paraissent très-applicables au traitement de l'eczéma.

Revenons maintenant sur cette vérité, si nettement exprimée par notre savant maître : pour les *malades qui ne présentent aucun signe de scrofules*. Malgré cet avis si autorisé, nous voyons chaque année, à Saint-Gervais, bon nombre d'eczémateux qui présentent des symptômes de la diathèse strumeuse; sans doute ces malades trouvent dans l'usage de nos eaux une amélioration relative, mais pour la plupart des cas il eût été préférable qu'ils eussent été adressés à des eaux plus franchement sulfurées, ou plus riches en chlorure de sodium. Ainsi que nous l'avons dit, les eaux de Saint-Gervais renferment une proportion notable de ce der-

Billout.   **

nier sel, proportion suffisante pour qu'elles agissent, dans certains cas, à la façon des eaux chlorurées sodiques; mais, lorsque le malade atteint d'eczéma ou de toute autre affection cutanée, est entaché de la diathèse strumeuse, ce n'est pas aux eaux de Saint-Gervais qu'il doit être adressé de préférence. Nous dirons plus tard quels services nos eaux peuvent rendre aux malades dans ces cas particuliers, et nous expliquerons ainsi comment M. Bazin a pu dire que les eaux de Saint-Gervais sont utilement employées contre les scrofulides légères.

M. le professeur Hardy a une prédilection marquée pour les eaux de Saint-Gervais, à cause de leur légère sulfuration, de leurs propriétés laxatives et diurétiques, sans doute à cause de leur thermalité qui a, comme nous le verrons, une très-grande importance. Nous ne reviendrons pas sur cette première qualité de sulfuration légère, nous avons dit déjà que cette condition qui peut, dans certains cas, déterminer une contre-indication à l'usage des eaux de Saint-Gervais, permet de les employer là où les eaux sulfurées fortes sont à leur tour contre-indiquées ; nous arrivons maintenant à leurs propriétés laxatives et diurétiques sur lesquelles nous ne saurions trop insister.

Nous avons lu, avec le plus profond étonnement, dans une annonce répandue avec profusion par un établissement thermal, que ses eaux sont les seules eaux sulfureuses purgatives. Nous sommes très-loin assurément de contester la valeur réelle de ces eaux, qui réclament aussi, à très-juste titre, le traitement des affections cutanées, mais nous tenons à revendiquer pour Saint-Gervais cette propriété si importante, sur laquelle nous reviendrons, avec plus de détails, à propos d'un autre groupe de maladies. Quoi qu'il en soit, les eaux de Saint-Gervais sont laxatives, c'est M. Hardy qui le dit, et cette propriété les rend plus spécialement applicables à certaines maladies de la peau ou plutôt à certaines formes d'affections cutanées ; elles sont en même temps aussi diurétiques, et ces deux propriétés différentes dépendent, non-seulement de la nature de la source que l'on emploie (source du Torrent ou source Gontard), mais aussi du mode d'administration de la boisson, quelle que soit l'eau employée. Si en effet, dans les premiers jours de la cure, on ordonne tout d'abord une dose assez considérable d'eau minérale, de 3 à 5 verres par exemple, pris le matin, à jeun, coup sur coup ou à intervalles assez rapprochés, on obtiendra presque toujours un effet diurétique ; tandis que si, au début du traitement, le malade prend d'abord un demi-verre ou tout au plus un ou deux verres, en augmentant d'un demi-verre ou d'un verre par jour, jusqu'à la dose de 4 ou 5 verres, l'effet diurétique ne se produira presque jamais, et si d'abord le malade éprouve un peu de constipation, on obtiendra presque toujours l'effet purgatif au bout de trois ou quatre jours. Nous voyons quelquefois certains malades, chez lesquels nous ne pouvons obtenir que l'effet diurétique, quelle que soit la source employée et de quelque manière que la boisson soit administrée ; nous avons alors recours à un moyen artificiel qui nous a presque toujours réussi, nous faisons ajouter 4 à 5 grammes de sulfate de soude aux deux premiers verres pris le matin à jeun et nous obtenons presque toujours un effet purgatif, qui se continue les jours suivants, sans qu'il soit besoin d'avoir de nouveau recours à l'addition du sel.

Au nombre des qualités des eaux de Saint-Gervais,

nous avons compté la thermalité, que nous considérons comme une des plus importantes. La température paraît jouer un si grand rôle dans les propriétés, encore inexpliquées, des eaux minérales, que nous admettons difficilement la véritable valeur d'un bain d'eau minérale chauffée, quelque habile que soit le procédé de chauffage, surtout lorsqu'il s'agit d'eaux sulfureuses. Sans doute, le refroidissement, même par l'évaporation, a aussi ses inconvénients, mais ils sont évidemment bien moindres que ceux du chauffage artificiel; il n'est assurément pas douteux, et l'expérience clinique le démontre tous les jours, que les eaux minérales qui peuvent être données en bains sans être chauffées ou refroidies, ont un avantage marqué sur celles qui doivent subir l'altération du refroidissement et surtout du chauffage. La température des eaux de Saint-Gervais constitue donc un avantage réel, car cette propriété, jointe à celles dont nous venons de parler, permet de les employer contre une forme de l'eczéma, si rebelle aux traitements, l'eczéma subaigu que souvent on n'ose pas adresser aux eaux minérales. Sans aucun doute, on ne doit pas envoyer à Saint-Gervais, pas plus qu'ailleurs, des eczémas aigus à la première période, mais j'ai vu souvent des malades, qui présentaient encore un certain degré d'acuité, suivre un traitement à Saint-Gervais, sans éprouver aucun symptôme d'excitation, et je ne doute pas que nos eaux ne doivent ces qualités sédatives toutes spéciales à leurs propriétés laxatives et diurétiques, à leur température moyenne et enfin à la grande quantité de glairine qu'elles renferment. Cette qualité de sédation bien prouvée des eaux de Saint-Gervais, les rend non-seulement applicables au traitement des affections cutanées à forme subaiguë, mais elle s'adresse aussi à cette disposition.si fréquente de ce genre de maladies, l'irritabilité.

Nous avons dit que les malades atteints d'affections cutanées qui présentent des signes de scrofule, ne doivent pas être envoyés à Saint-Gervais.

Nous trouvons, dans les qualités sédatives de nos eaux, une nouvelle raison de cette exclusion, ces malades présentent bien rarement, en effet, des symptômes d'irritabilité et ont besoin plutôt d'une certaine excitation, qu'ils trouveront près des eaux sulfureuses plus fortes et souvent celles-là mêmes qui ont besoin d'être chauffées artificiellement. Les malades nerveux et irritables, au contraire, trouveront à Saint-Gervais la sédation dont ils ont besoin. Parmi les malades que nous réclamons dans la classe d'affections qui nous occupe en ce moment, nous rencontrerons sans doute quelques dissemblances au point de vue de la constitution, de l'irritabilité plus ou moins grande du malade, comme aussi au point de vue de la forme de la manifestation. Le traitement devra alors être modifié selon les différentes indications, et, sans dénaturer, bien entendu, en quoi que ce soit, les ressources que nous avons sous la main, nous prolongerons plus ou moins la durée du bain et nous administrerons, en boisson, au malade lymphatique, de nature molle et torpide, l'eau de la source du Torrent (sulfureuse), en réservant pour les malades nerveux, irritables, pléthoriques et sanguins, la source Gontard, qui renferme à peine quelques traces de sulfure.

J'ai parlé plusieurs fois de constitution, de tempérament, d'idiosyncrasie, sans m'occuper de cette grande question de diathèse, sur laquelle on est si peu d'accord à propos des affections cutanées et de leur traitement

par les eaux minérales. Sans doute, il serait très-facile
do dire : tel malade est herpétique, envoyons-le aux
eaux arsenicales; tel autre est arthritique, adressons-le
aux eaux alcalines, ils guériront certainement tous
deux. Malheureusement les choses ne se passent pas
toujours ainsi, ce ne sont pas des diathèses que l'on
envoie aux eaux minérales, ce sont des individualités
morbides, complexes, qui ont besoin d'une médication
complexe et, surtout quand il s'agit d'affections cutanées. d'une médication qui d'abord les débarrasse de
la manifestation extérieure. J'avoue que je ne sais trop
si les eaux de Saint-Gervais agissent contre la diathèse
herpétique ou arthritique, mais ce que je sais très-bien,
c'est que je vois toutes les années, des malades qui
me sont adressés avec le diagnostic d'herpétique et
d'arthritique, et qui obtiennent une amélioration aussi
complète que possible; sans doute ces malades ne sont
pas complètement guéris, et la diathèse subsiste encore,
mais la manifestation a disparu, ou si elle a seulement
diminué, il est certain que les manifestations ultérieures
iront en s'amoindrissant et disparaîtront enfin, si le
malade consent à revenir aux eaux qui lui ont donné
une réelle amélioration. Je ne sais s'il existe des eaux
qui guérissent l'arthritisme et l'herpétisme, mais je
crois qu'avant d'adresser les malades à ces eaux préten-
dues spécifiques, il est indispensable de les soumettre
d'abord à un traitement thermal, qui fasse avant tout
disparaître ou tout au moins atténue la manifestation.

En résumé, notre expérience personnelle nous permet de conclure que les eaux de Saint-Gervais sont
spécialement indiquées dans le traitement de l'eczéma
et des affections cutanées à forme plus ou moins inflammatoire, elles ont une action toute particulière sur la

forme, la modalité pathogénétique de ces affections et conviennent surtout aux malades de constitution irritable et nerveuse.

Maladies de l'appareil digestif.

En nous occupant des maladies cutanées, nous avons parlé surtout du traitement externe, de l'eau employée en bains, et nous n'avons dit que quelques mots de la boisson que nous considérons néanmoins comme un adjuvant très-utile du traitement de ce genre de maladies. En arrivant au traitement des maladies de l'appareil digestif, nous aurons à nous occuper surtout du traitement interne, de l'eau en boisson.

Pendant de longues années, une seule source, la source du Torrent, a été employée en boisson, en dehors de la source ferrugineuse qui, de tout temps, a été utilisée surtout comme eau de table. Lorsque j'arrivai à Saint-Gervais, tous les malades indistinctement allaient boire à la source du Torrent qui, comme nous le savons, est franchement sulfureuse. Je remarquai bientôt que chez certains malades (et il n'était alors question que d'affections cutanées), la quantité de cette eau nécessaire pour déterminer un effet purgatif était difficilement tolérée et amenait souvent, du côté de l'estomac et des intestins, des désordres assez graves pour qu'il fallût en suspendre l'usage; je conseillai alors à ces malades de puiser leur eau à l'avance et de ne la boire que lors qu'elle aurait perdu par l'évaporation la plus grande partie de ses principes sulfureux. De cette façon j'obtins une tolérance plus grande et mes malades purent boire la quantité d'eau nécessaire. Ayant ainsi à ma disposition une eau assez riche en sulfate de soude

et en chlorure de sodium, je me demandai s'il ne serait
pas possible de l'appliquer au traitement d'affections
autres que les maladies cutanées ; j'interrogeai la tra-
dition, je consultai le livre du Dr Mathey publié en 1818
et je vis qu'à cette époque certaines affections de l'appareil digestif étaient très·avantageusement traitées à
Saint-Gervais. Je priai alors mes confrères de vouloir
bien m'adresser quelques malades atteints de ces affections, j'étudiai très-attentivement les effets de nos eaux,
et après quelques années d'observation, je publiai, en
1870, le résultat de mes expériences.

Jusqu'à ce moment, je n'avais employé que l'eau de
la source du Torrent, mais en la laissant évaporer, cette
eau perd aussi sa chaleur et subit, par ce fait même, une
altération quelconque, je pensai alors qu'au lieu de laisser évaporer l'eau du torrent, il serait beaucoup plus
simple d'employer en boisson l'eau de la source Gontard,
qui a la même température que la source du Torrent, et
renferme à peine quelques traces de sulfures ; j'ap-
prenais en même temps que, dans les premières années
de l'existence de l'établissement de Saint-Gervais, les
malades allaient puiser leur eau dans le souterrain où
coule la source Gontard. Je fis alors construire une bu-
vette alimentée par l'eau de cette source et je pus à vo-
lonté faire boire à mes malades l'eau sulfureuse, ou
l'eau saline, selon les indications du traitement.

Depuis cette époque, les faits se sont multipliés chaque année, surtout depuis qu'éclairés par le travail, si
important, de la Société d'hydrologie, tous nos confrères
ont compris qu'ils trouveraient en France des ressources hydro-minérales que leur patriotisme leur faisait
un devoir de ne plus aller chercher chez nos ennemis.
Sans doute la réclame a un peu abusé de ces disposi-

tions favorables à nos eaux, et chaque établissement
thermal a publié qu'il possédait des eaux similaires
aux eaux les plus célèbres d'Allemagne. Je sais qu'on
m'a quelquefois accusé de vouloir établir une similitude
complète entre Carlsbad et Saint-Gervais ; tout en me
défendant d'un sentiment de paternité trop aveugle, je
tiens cependant à dire que si les eaux de Saint-Gervais
ne peuvent assurément pas remplir toutes les indications
des eaux de Carlsbad, elles peuvent cependant être employées avantageusement dans beaucoup de cas dans
lesquels les eaux de Carlsbad sont indiquées. Depuis
quelques années je vois venir à Saint-Gervais bon nombre de malades qui avaient jusqu'alors été envoyés à
Carlsbad, je pourrais même citer l'observation d'un de
nos confrères qui m'a été adressé, cette année, par
notre collègue M. le Dr Caulet, et qui, jour par jour, a
constaté sur lui-même les mêmes effets qu'il avait ob-
servés les années précédentes à Carlsbad. J'ajouterai,
pour en finir avec cette question, que si on consulte le
dictionnaire des eaux minérales à l'article Carlsbad, on
trouve, sur les propriétés thérapeutiques des eaux de
cette station, des détails qui pourraient être reproduits,
mot pour mot, à propos des eaux de Saint-Gervais.

Parmi les affections des voies digestives qui sont traitées avec succès à Saint-Gervais, nous plaçons d'abord la
dyspepsie, cet état pathologique complexe que nous
considérons au point de vue des troubles et de la diffi-
culté de la digestion, sans lésion organique de l'estomac.
Nous n'avons pas à faire ici une description classique
des différentes formes de la dyspepsie, mais nous devons dire que les eaux de Saint-Gervais s'adressent
surtout à la dyspepsie asthénique ainsi que l'appelle
notre savant confrère M. le Dr Durand-Fardel, dyspepsie

dépendant le plus souvent d'un embarras gastrique chronique, dont les eaux de Saint-Gervais triomphent presque toujours.

La gastralgie peut aussi être justiciable de nos eaux, mais il est nécessaire d'établir une distinction très-importante dans le mode de traitement de ces deux affections; sans aucun doute, l'élément douleur joue un rôle important dans la dyspepsie, mais ce n'est qu'un symptôme, une conséquence de l'état pathologique; dans la gastralgie, au contraire, la douleur est l'élément principal sans lequel la maladie n'existerait pas. Cette distinction est on ne peut plus importante au point de vue du traitement; dans le traitement de la dyspepsie, l'eau administrée en boisson joue le principal rôle; dans la gastralgie, on doit surtout avoir recours au traitement externe, bains et douches, qui s'adressent directement à l'élément douleur. Nous comprenons donc très-bien que les eaux employées spécialement en bains aient une action plus directe sur la gastralgie; sans doute, nous ne contestons pas l'utilité de ces eaux dans le traitement de la dyspepsie, mais nous croyons que des eaux plus richement minéralisées et plus habituellement employées en boisson seront plus spécialement indiquées contre cette maladie. A Saint-Gervais, on le sait, les eaux sont également utilisées en bains et en boisson, elles peuvent donc être employées avec succès contre les deux affections dont nous venons de parler; mais il n'est pas douteux qu'elles sont plus spécialement indiquées dans le traitement de la dyspepsie.

En parlant des maladies cutanées, nous avons réclamé pour les eaux de Saint-Gervais, des propriétés sédatives que nous invoquerons encore ici, à propos de la dyspepsie et des symptômes nerveux qui l'accompagnent. Nous avons traité chaque année, avec succès, de nombreux malades atteints d'hypochondrie et de dyspepsie accompagnée de céphalalgie et de vertige; nous conseillerons donc d'envoyer à Saint-Gervais les dyspeptiques à constitution nerveuse irritable, constitution qui ne modifie en rien la forme de la maladie; sans doute aussi nous pourrions traiter avantageusement quelques gastralgiques, mais, nous le répétons, c'est dans la dyspepsie asthénique que nous avons obtenu, et que nous obtenons chaque jour les plus grands succès.

Il est un état qui n'est pas bien nettement du domaine de la pathologie et contre lequel les eaux de Saint-Gervais ont une action efficace, je veux parler de la pléthore abdominale; à cet état se rattache un symptôme qui en est souvent l'élément le plus important, la constipation. Nous avons déjà dit, dans un précédent travail, que pour bien préciser l'action des eaux de Saint-Gervais contre la constipation, nous devions admettre une constipation active et une constipation passive; la première causée par une excitation générale et une sorte d'éréthisme de l'intestin, la seconde due à une paresse intestinale qui reconnaît elle-même des causes diverses, faiblesse générale, faiblesse musculaire, atonie et embarras de la muqueuse. Pour la première de ces formes nous pouvons répéter ce que nous disions tout à l'heure pour la gastralgie : si les bains de Saint-Gervais peuvent être utilement employés, il n'est pas douteux que d'autres eaux minérales spécialement employées en bains peuvent, à plus juste titre, revendiquer le traitement de cette forme de la constipation.

Dans la forme passive, au contraire, nos eaux ont une action toute spéciale, qui ne m'a presque jamais fait défaut, et cette action n'est pas passagère comme celle qui est due aux purgatifs ordinaires; elle se continue pendant un temps plus ou moins long, et la guérison devient souvent définitive, si le malade consent à se soumettre à plusieurs cures successives. Parmi les malades atteints de constipation de forme passive, nous choisirons les malades de constitution irritable et nerveuse et nous adresserons de préférence les malades de constitution molle, torpide et surtout ceux qui présentent des signes de scrofule, à des eaux minérales qui, tout en n'étant pas, quoi qu'elles en disent, les seules eaux sulfureuses purgatives, peuvent parfaitement remplir quelques indications spéciales dans le traitement de la constipation.

A la pléthore abdominale se rattachent encore les affections hémorrhoïdaires, qui sont toujours très-avantageusement modifiées à Saint-Gervais.

Nous ne dirons que quelques mots sur l'efficacité des eaux de Saint-Gervais dans le traitement du tænia que nous trouvons consignée dans le dictionnaire des eaux minérales et dans la brochure publiée par mon prédécesseur, M. le Dr Payen. Je ne puis, pour ma part, citer que le fait d'une enfant de huit à neuf ans qui, après avoir pris pendant quinze jours, tous les matins, cinq ou six verres de l'eau de la source du Torrent, sans me consulter, fut atteinte d'accidents sérieux de gastroentérite aiguë et rendit, en même temps, de nombreux débris de tænia. Mon opinion, d'accord avec celle de M. le Dr de Mey, qui a exercé pendant plus de 30 ans à Saint-Gervais, est que les malades qui ont employé sans succès toute la série des remèdes utiles contre le tænia, obtiennent la guérison par l'usage des mêmes médicaments, lorsqu'ils les emploient concurremment avec les eaux de Saint-Gervais, en boisson et en bains.

Affections des voies respiratoires.

On pourrait caractériser d'un seul mot la spécialisation des eaux de Saint-Gervais, en disant qu'elles s'adressent aux affections catarrhales en général ; nous avons vu déjà, en effet, qu'elles sont employées avec succès contre les affections cutanées qui peuvent être considérées comme des catarrhes de la peau; nous pouvons en dire autant pour les maladies du tube digestif pour lesquelles la forme catarrhale fournit une indication spéciale de l'usage de nos eaux. Nous arrrivons maintenant à un groupe d'affections où nous retrouverons encore les mêmes formes morbides. Lorsque je fus envoyé à Saint-Gervais, M. le professeur Rayer m'affirmait que les eaux de cette station sont spécialement indiquées dans le traitement de l'asthme. Depuis cette époque, je n'ai pas eu de nombreux asthmatiques à soigner à Saint-Gervais, mais j'ai pu cependant constater des résultats heureux chez quelques malades atteints de cette affection à forme humide, catarrhale. Parmi les affections des organes respiratoires, j'ai obtenu toujours des succès incontestables dans les laryngites et dans les bronchites catarrhales qui, par leur forme et leur nature, se rapprochent complètement des affections de la peau justiciables des eaux de Saint-Gervais; nous n'avons pas à nous étendre ici sur l'alternance de ces deux groupes de maladies et sur la question de la rétrocession, si importante au point de vue du traitement et qui préoccupe si vivement l'imagination des malades, nous ferons remarquer seulement que les conditions de la cure de Saint-Gervais, qui est en même temps interne et externe, offrent une garantie certaine contre les dangers de cette rétro-cession.

Maladies de l'utérus et de la vessie.

Nous ne dirons que quelques mots des maladies de l'utérus et de la vessie; j'ai dit déjà que les eaux sulfa-tées de Saint-Gervais, administrées en boisson, ont une action diurétique très-manifeste ; cette action peut cer-tainement être utilisée dans certaines affections des reins et de la vessie. Je me crois autorisé à penser que j'ob-tiendrais de très-bons résultats dans le traitement du catarrhe vésical, mais je n'ai pas d'observations qui me permettent de confirmer, par la clinique, les prévisions de la théorie. Quant aux affections utérines, quoique mon observation ne porte pas sur un grand nombre de malades, j'ai pu constater des succès bien prouvés dans quelques cas de catarrhe utérin; j'ai obtenu aussi des ré-sultats heureux dans le traitement des engorgements du col sans cette dégénérescence qui contre-indique l'usage des eaux minérales quelles qu'elles soient. Pour ces deux affections j'emploie avec succès, non pas la douche vaginale, qui a une force de projection souvent nuisible, mais une sorte de bain interne dans le bain général; l'eau minérale, à une température inférieure à celle du bain, est amenée sur l'organe malade au moyen d'un siphon d'où elle s'écoule seulement par son poids sans déter-miner jamais aucun accident. L'eau en boisson est dans ce cas employée concurremment avec le traitement externe, et on choisira la source Gontard ou la source du Torrent, selon la constitution, l'idiosycrasie de la malade.

J'ai insisté plusieurs fois, dans ce travail, sur les pro-

priétés sédatives des eaux de Saint-Gervais, d'où il sem-
blerait que je dusse conclure que nos eaux sont tout
d'abord indiquées dans le traitement des affections nerveuses, et cependant je n'ai pas fait entrer ce groupe de
maladies dans le cadre de celles contre lesquelles les
eaux de Saint-Gervais sont spécialement indiquées. Sans
doute, on peut traiter avec succès à Saint-Gervais certaines névralgies, certaines affections rhumatismales et
surtout ces maladies nerveuses mal déterminées, der-
rière lesquelles se cache quelque affection plus directement justiciable de nos eaux; mais ce ne sont pas là,
je le répète, des indications spéciales, et nous devons
laisser ces maladies aux eaux peu riches en minéralisa-
tion et employées à peu près exclusivement en bains.

Les eaux de Saint-Gervais, nous ne saurions trop le
répéter, ont cela de particulièrement remarquable qu'elles sont aussi utilement employées en boisson qu'en
bains. Pendant très-longtemps il est vrai, l'eau en bains
et en douches a joué le rôle le plus important dans la
cure, mais depuis que j'ai songé à faire boire l'eau de la
source Gontard, l'expérience clinique m'a prouvé que
l'eau utilisée en boisson est assurément la partie la plus
importante du traitement et spécialise, d'une manière
plus exacte, les indications précises de nos eaux. J'ajouterai encore que l'eau de cette source, qui renferme à
peine quelques traces de sulfure, peut être très-facile-
ment transportée, sans subir aucune altération, et je
fais en ce moment tous mes efforts pour que l'administration des bains, après avoir fait faire une analyse
nouvelle en rapport avec les progrès de la science, or-
ganise un service de transport et fasse ainsi mieux con-
naître et apprécier la valeur réelle de ses eaux.

Nous avons essayé de préciser, autant que possible,

les indications thérapeutiques des eaux de Saint-Gervais;
il nous serait peut-être plus difficile de formuler les
contre-indications bien positives, en dehors de celles qui
sont communes à toutes les eaux minérales. La raison
en est que les eaux de Saint-Gervais représentent une
médication complexe, par leur thermalité, leur miné-
ralisation, l'égale utilité de leur emploi en boisson et
en bains. L'établissement thermal est situé dans une
contrée magnifique, au milieu de montagnes élevées,
plantées de sapins, sur les bords d'un torrent dont le
cours rapide tempère fort agréablement les ardeurs de
la saison ; sans doute ces conditions permettent d'adresser à Saint-Gervais de nombreux malades, dont l'état
pathologique n'est pas bien nettement déterminé; mais
ce ne sont là que des conditions accessoires et nous
avons dû surtout insister sur les conditions spéciales,
que notre expérience de 10 années nous a permis de
considérer comme bien nettement déterminées.

Nous ne sommes plus au temps où l'on écrivait, en
parlant des eaux de Saint-Gervais: sulfureuses comme
les eaux des Pyrénées, calmantes comme Néris, alcalines comme Vichy. Laissons à Vichy, à Néris et aux
eaux des Pyrénées la spécialisation qui leur est pro-
pre, et contentons-nous de réclamer pour Saint-Gervais
les malades qui trouveront auprès de nos eaux, plus-
que partout ailleurs, une amélioration certaine et souvent même une complète guérison.

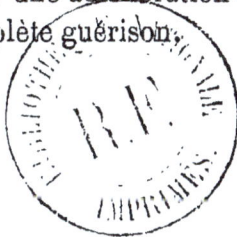

Paris. — Typ. A. Parent, rue M.-le-Prince, 29-31,